Migräne

Alles was du wissen musst

Dr. Sheila Harrison

Haftungsausschluss

Dieser Inhalt dient der allgemeinen Information über die Erkrankung und soll Sie in die Lage versetzen, bei Bedarf umgehend ärztliche Hilfe in Anspruch zu nehmen, um Komplikationen vorzubeugen. Es muss unbedingt betont werden, dass diese Informationen keinen Ersatz für die Konsultation eines qualifizierten Arztes darstellen. Der Bereich der medizinischen Wissenschaft entwickelt sich ständig weiter und aufgrund der Dynamik des medizinischen Wissens empfehlen wir, den Rat eines Experten einzuholen, wenn Sie auf Unstimmigkeiten stoßen oder beabsichtigen, auf der Grundlage der in diesem Inhalt enthaltenen Informationen Maßnahmen zu ergreifen. Missachten Sie niemals die professionelle medizinische Beratung und verzögern Sie die Behandlung niemals auf der Grundlage von Informationen, die Sie online, einschließlich dieses Materials, oder aus einer anderen Online-Quelle gelesen haben. Denken Sie immer daran, dass das Internet Sie nicht heilen kann. Heilung kommt vielmehr durch die Führung medizinischer Fachkräfte und die Vorsehung Gottes zustande.

Inhaltsverzeichnis

Überblick

Eine Migräne ist viel mehr als nur schlimme Kopfschmerzen. Diese neurologische Erkrankung kann lähmende, pochende Schmerzen verursachen, die Sie tagelang im Bett liegen lassen können! Bewegung, Licht, Geräusche und andere Auslöser können Symptome wie Schmerzen, Müdigkeit, Übelkeit, Sehstörungen, Taubheitsgefühl und Kribbeln, Reizbarkeit, Schwierigkeiten beim Sprechen, vorübergehenden Sehverlust und vieles mehr verursachen.

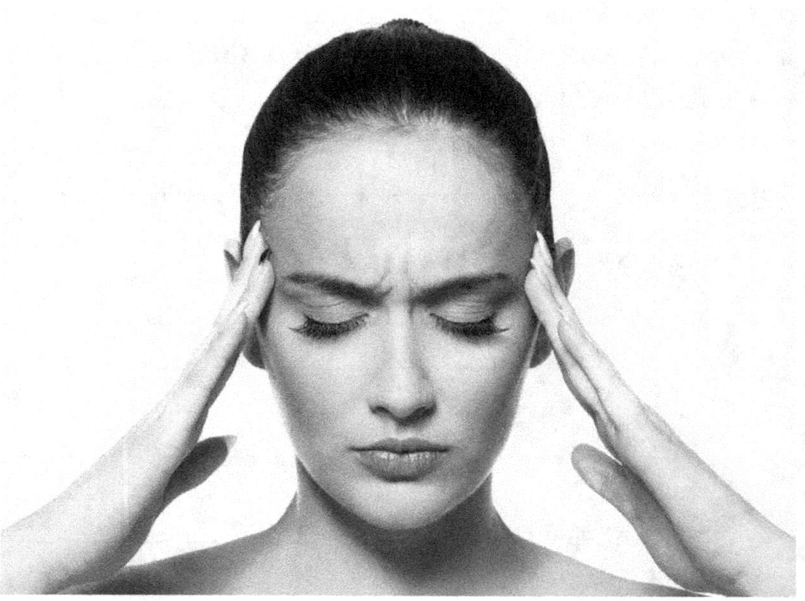

Wie oft kommt es zu Migräne?

Die Häufigkeit einer Migräne kann einmal im Jahr, einmal pro Woche oder in jedem beliebigen Zeitraum dazwischen liegen. Am häufigsten kommt es zu zwei bis vier Migränekopfschmerzen pro Monat.

Können Kinder Migräne bekommen?

Ja, aber Migräne bei Kindern dauert oft kürzer und es treten mehr Magenbeschwerden auf.

An wen sollte ich mich wegen meiner Migräneschmerzen wenden?

Besprechen Sie Ihre Symptome zunächst mit Ihrem Hausarzt. Sie können Migränekopfschmerzen diagnostizieren und mit der Behandlung beginnen. Möglicherweise benötigen Sie eine Überweisung an einen Kopfschmerzspezialisten.

Verursacht Migräne bleibende Hirnschäden?

Nein. Migräne verursacht keine Hirnschäden.

Bei Menschen, die an Migräne mit Aura leiden, besteht ein geringes Schlaganfallrisiko – 1 bis 2 von 100.000.

Abschnitt 1

Was ist Migräne?

Migräne ist eine häufige neurologische Erkrankung, die eine Vielzahl von Symptomen verursacht, vor allem pochende, pulsierende Kopfschmerzen auf einer Seite des Kopfes. Ihre Migräne wird sich wahrscheinlich durch körperliche Aktivität, Licht, Geräusche oder Gerüche verschlimmern. Es kann mindestens vier Stunden oder sogar Tage dauern. Etwa 12 % der Amerikaner leiden an dieser genetischen Störung. Untersuchungen zeigen, dass es sich um die sechstgrößte Krankheit der Welt handelt.

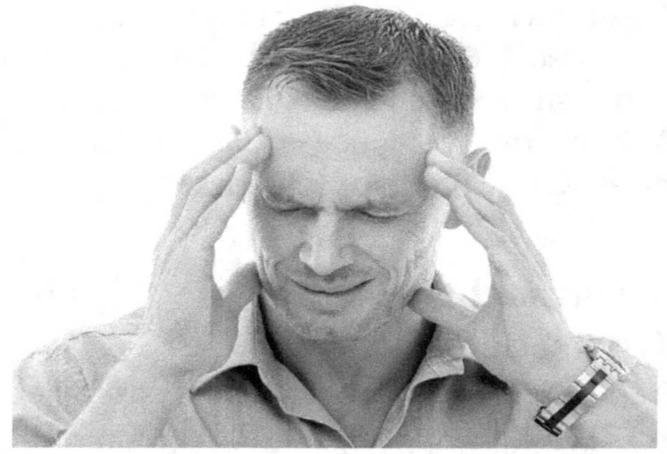

Migräne ist eine komplexe Erkrankung, die durch wiederkehrende Kopfschmerzepisoden gekennzeichnet ist, die meist einseitig sind und in einigen Fällen mit visuellen oder sensorischen

Symptomen verbunden sind – zusammenfassend als Aura bekannt –, die am häufigsten vor den Kopfschmerzen auftreten, aber auch während oder nachher auftreten können (siehe Bild unten). Migräne tritt am häufigsten bei Frauen auf und hat eine starke genetische Komponente.

Migräne ist eine Art starker pochender oder pulsierender Kopfschmerz auf einer Seite des Kopfes. Sie geht meist mit Übelkeit, Erbrechen und einer erhöhten Licht- und Geräuschempfindlichkeit einher. Migräneattacken können Stunden bis Tage andauern und die Schmerzen können so stark sein, dass sie Sie daran hindern, Ihren gewohnten Aktivitäten nachzugehen.

Eine Migräne kann mit einem als Aura bekannten Symptom verbunden sein, das bei manchen Menschen vor oder mit Kopfschmerzen auftreten kann. Während einer Migräne können Sehprobleme wie Lichtblitze oder blinde Flecken oder andere Probleme wie Kribbeln auf einer Seite des Gesichts, Arms oder Beins und Schwierigkeiten beim Sprechen auftreten.

Migräne ist eine besondere Form von Kopfschmerzen. Schwere Fälle können sich negativ auf das tägliche Leben einer Person auswirken und ihre Arbeits- oder Lernfähigkeit beeinträchtigen.

Es betrifft verschiedene Menschen unterschiedlich, mit unterschiedlichen Auslösern, Schweregrad, Symptomen und Häufigkeit. Manche Menschen haben viele Episoden pro Woche, während andere sie gelegentlich haben. Medikamente können helfen, die Schmerzen mancher Migräne vorzubeugen und zu lindern. Die beste Behandlung ist normalerweise eine Kombination aus Medikamenten und Anpassungen des Lebensstils.

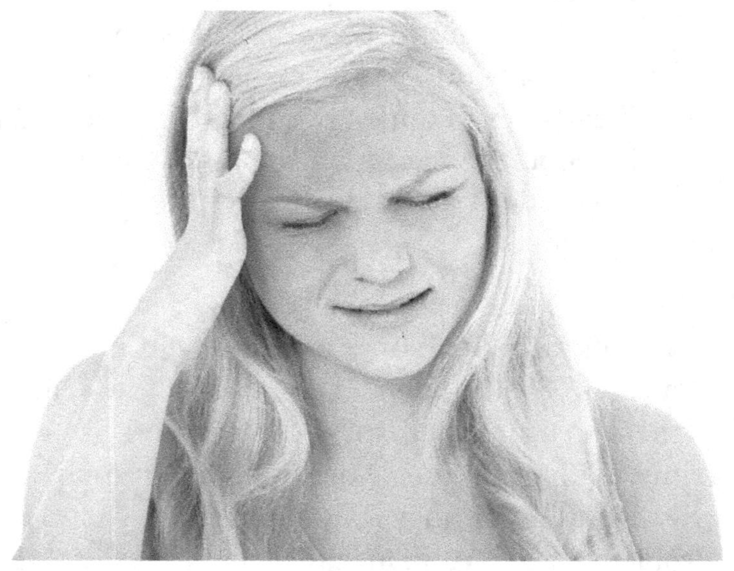

Eine Aura

Eine Aura ist eine Gruppe von sensorischen, motorischen und sprachlichen Symptomen, die normalerweise als Warnsignale für den Beginn einer Migräne dienen. Häufig als Anfall oder Schlaganfall fehlinterpretiert, tritt er typischerweise vor den Kopfschmerzen auf, kann aber manchmal auch während oder sogar danach auftreten. Eine Aura kann zwischen 10 und 60 Minuten dauern. Etwa 15 bis 20 % der Menschen, die unter Migräne leiden, haben Auren.

Aura-Symptome sind reversibel, das heißt, sie können gestoppt/geheilt werden. Eine Aura erzeugt Symptome, die Folgendes umfassen können:

- Helle blinkende Punkte, Funkeln oder Lichter sehen.

- Blinde Flecken in Ihrer Sicht.

- Taubheit oder Kribbeln der Haut.

- Sprachveränderungen.

- Ohrensausen (Tinnitus).

- Vorübergehender Sehverlust.

- Wellenförmige oder gezackte Linien sehen.

- Veränderungen im Geruch oder Geschmack.

- Ein „komisches" Gefühl.

Sektion 2

Arten von Migräne

Es gibt verschiedene Arten von Migräne, und dieselbe Art kann unterschiedliche Namen haben:

- **Migräne mit Aura (komplizierte Migräne):**Etwa 15 bis 20 % der Menschen mit Migränekopfschmerzen leiden unter einer Aura.

- **Migräne ohne Aura (häufige Migräne):** Diese Art von Migränekopfschmerz tritt ohne die Warnung auf, die Ihnen eine Aura geben könnte. Die Symptome sind die gleichen, aber diese Phase tritt nicht ein.

- **Migräne ohne Kopfschmerzen:** „Stille Migräne" oder „azephalgische Migräne", wie diese Form auch genannt wird, umfasst das Aura-Symptom, nicht jedoch die Kopfschmerzen, die typischerweise darauf folgen.

- **Hemiplegische Migräne:** Sie haben eine vorübergehende Lähmung (Hemiplegie) oder neurologische oder sensorische Veränderungen auf einer Körperseite.

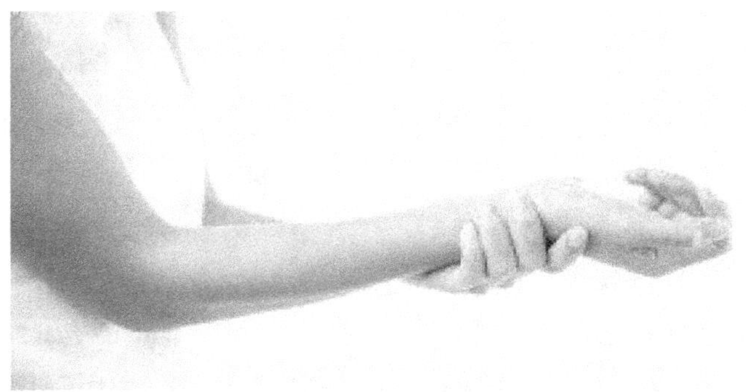

Das Einsetzen der Kopfschmerzen kann mit vorübergehendem Taubheitsgefühl, extremer Schwäche auf einer Körperseite, einem Kribbeln, Gefühlsverlust und Schwindel oder Sehstörungen einhergehen. Manchmal treten Kopfschmerzen auf, manchmal nicht.

- **Netzhautmigräne (Augenmigräne):** Möglicherweise bemerken Sie einen vorübergehenden, teilweisen oder vollständigen Verlust des Sehvermögens in einem Ihrer Augen sowie einen dumpfen Schmerz hinter dem Auge, der sich auf den Rest Ihres Kopfes ausbreiten kann.

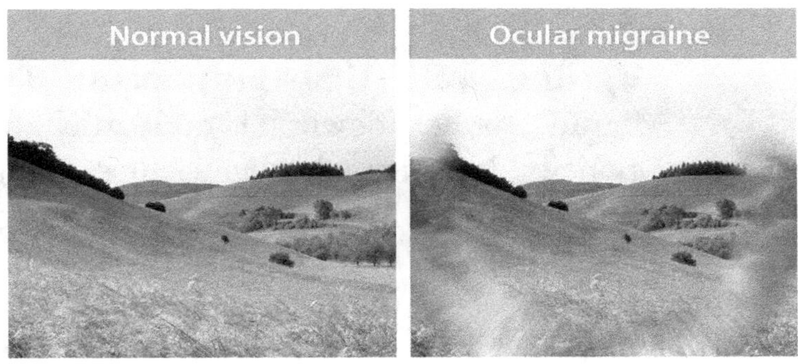

Dieser Sehverlust kann eine Minute oder sogar Monate dauern. Sie sollten eine Netzhautmigräne immer einem Arzt melden, da dies ein Anzeichen für ein ernsteres Problem sein könnte.

- **Chronische Migräne:** Von einer chronischen Migräne spricht man, wenn die Migräne an mindestens 15 Tagen im Monat auftritt. Die Symptome können sich häufig ändern, ebenso wie die Stärke der Schmerzen.

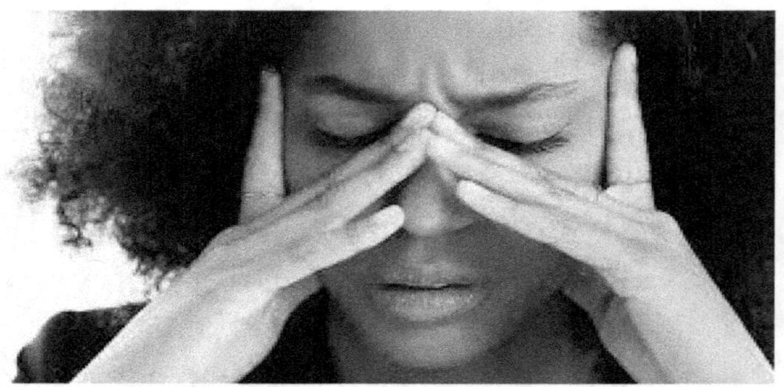

Wer an chronischer Migräne leidet, nimmt möglicherweise an mehr als 10 bis 15 Tagen im Monat Kopfschmerzmedikamente ein, was leider dazu führen kann, dass die Kopfschmerzen noch häufiger auftreten.

- **Migräne mit Hirnstammaura:** Bei dieser Migräne treten Schwindel, undeutliche Sprache, Doppelbilder oder Gleichgewichtsstörungen auf, die vor den Kopfschmerzen auftreten. Die Kopfschmerzen können den Hinterkopf betreffen.

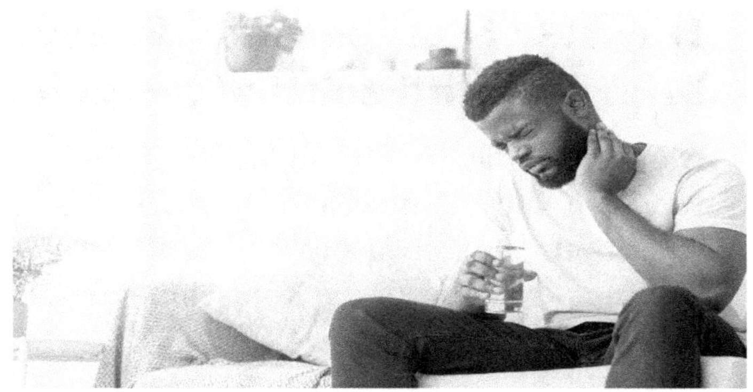

Diese Symptome treten meist plötzlich auf und können mit Sprechstörungen, Ohrensausen und Erbrechen einhergehen.

- **Status migräne:** Dies ist eine seltene und schwere Form der Migräne, die länger als 72 Stunden andauern kann. Die Kopfschmerzen und die Übelkeit können extrem schlimm sein. Bestimmte Medikamente oder ein Medikamentenentzug können zu dieser Art von Migräne führen.

Die vier Stadien oder Phasen einer Migräne sind zeitlich festgelegt

Die vier Stadien in chronologischer Reihenfolge sind Prodrom (prämonitorisch), Aura, Kopfschmerz und Postdrom. Bei etwa 30 % der Menschen treten Symptome auf, bevor die Kopfschmerzen auftreten.

Die Phasen sind:

1. **Prodrom:** Die erste Phase dauert einige Stunden, kann aber auch Tage dauern.

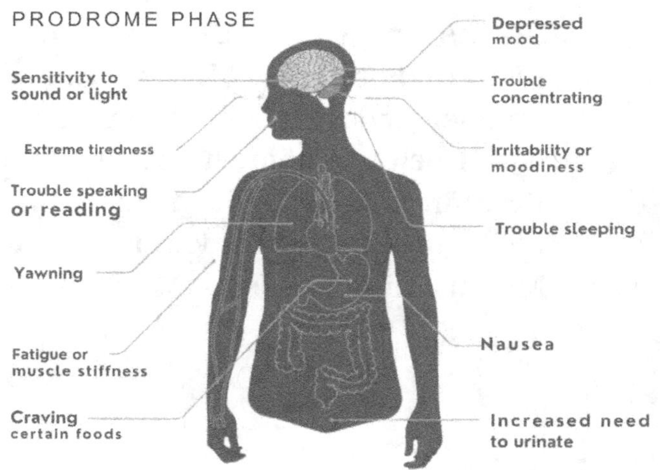

Es kann sein, dass Sie es erleben oder auch nicht, da es möglicherweise nicht jedes Mal auftritt. Manche kennen es als „Präkopfschmerz"- oder „Vorwarnphase".

2. **Aura:** Die Aura Phase kann bis zu 60 Minuten oder auch nur fünf Minuten dauern.

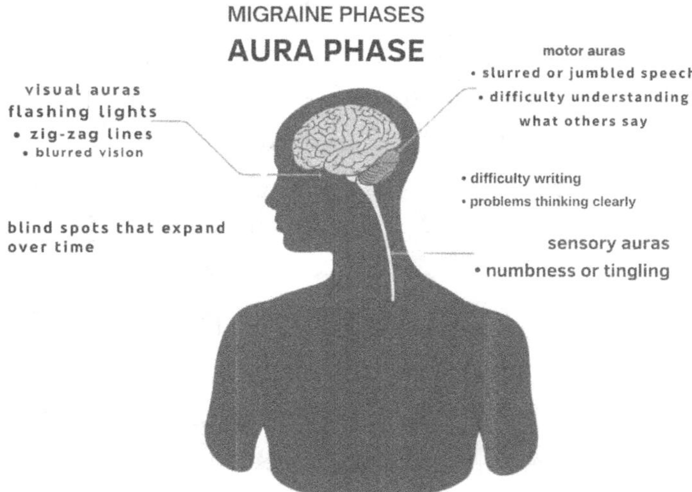

Die meisten Menschen verspüren keine Aura und manche haben gleichzeitig Aura und Kopfschmerzen.

3. **Kopfschmerzen:** Die Dauer der Kopfschmerzen beträgt etwa vier bis 72 Stunden.

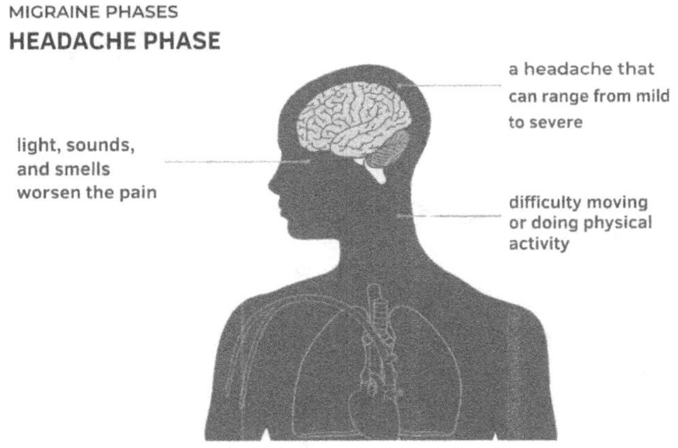

Das Wort „Schmerz" wird dem Schmerz nicht gerecht, da er manchmal mild ist, aber normalerweise wird er als bohrend, pochend oder als Gefühl eines Eispickels im Kopf beschrieben. Typischerweise beginnt es auf einer Seite Ihres Kopfes und breitet sich dann auf die andere Seite aus.

4. **Postdrom:** Die Postdrome-Etappe dauert ein oder zwei Tage. Es wird oft als Migräne-„Kater" bezeichnet und 80 % der Migränepatienten leiden daran.

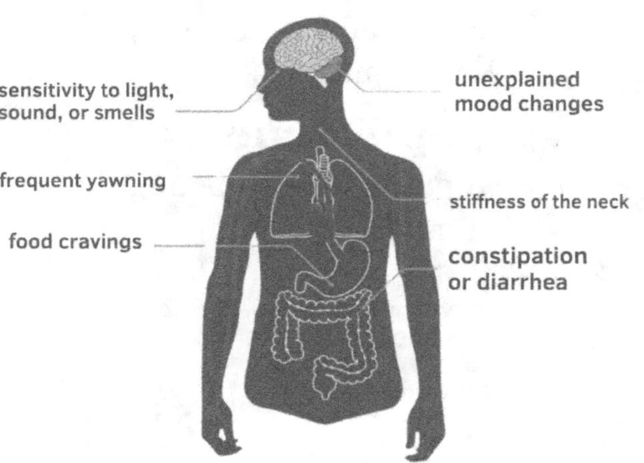

Sektion 3

Anzeichen/Symptome einer Migräne

Das Hauptsymptom der Migräne sind Kopfschmerzen. Der Schmerz wird manchmal als hämmernd oder pochend beschrieben. Es kann als dumpfer Schmerz beginnen, der sich zu pulsierenden Schmerzen entwickelt, die leicht, mittelschwer oder stark sind. Unbehandelt werden Ihre Kopfschmerzen mäßig bis stark. Der Schmerz kann sich von einer Seite Ihres Kopfes auf die andere verlagern, die Vorderseite Ihres Kopfes oder den Hinterkopf betreffen oder das Gefühl haben, dass er den gesamten Kopf betrifft. Manche Menschen verspüren Schmerzen um das Auge oder die Schläfe und manchmal auch im Gesicht, in den Nebenhöhlen, im Kiefer oder im Nacken.

Weitere Symptome von Migränekopfschmerzen sind:

- Empfindlichkeit gegenüber Licht, Lärm und Gerüchen.

- Übelkeit und Erbrechen, Magenbeschwerden und Bauchschmerzen. Übelkeit (80 %) und Erbrechen (50 %), einschließlich Anorexie und Nahrungsmittelunverträglichkeit sowie Benommenheit

- Einseitiger und lokalisierter Schmerz im frontotemporalen und Augenbereich, der Schmerz kann jedoch überall im Kopf- oder Nackenbereich spürbar sein.

- Der Kopfschmerz dauert 4–72 Stunden

- Der Schmerz baut sich über einen Zeitraum von 1–2 Stunden auf, breitet sich nach hinten aus und wird diffus

- Appetitverlust.

- Sehr warmes (Schwitzen) oder kaltes Gefühl (Schüttelfrost).

- Blasse Hautfarbe (Blässe).

- Fühle mich müde.

- Schwindel und verschwommenes Sehen.

- Zarte Kopfhaut.

- Durchfall (selten).

- Fieber (selten).

Die meisten Migräneanfälle dauern etwa vier Stunden, obwohl schwere Migräne viel länger anhalten kann.

Jede Phase des Migräneanfalls kann mit unterschiedlichen Symptomen einhergehen:

Prodrom-Symptome:

- Konzentrationsprobleme.

- Reizbarkeit und/oder Depression.
- Schwierigkeiten beim Sprechen und Lesen.
- Schwieriges Schlafen. Gähnen.
- Brechreiz.
- Ermüdung.
- Empfindlichkeit gegenüber Licht und Ton.
- Heißhunger.
- Vermehrtes Wasserlassen.
- Muskelsteifheit.

Aura-Symptome:

- Kann der Kopfschmerzphase vorausgehen oder sie begleiten oder isoliert auftreten.
- Entwickelt sich normalerweise innerhalb von 5–20 Minuten und dauert weniger als 60 Minuten
- Taubheit und Kribbeln.
- Sehstörungen. Möglicherweise sehen Sie die Welt wie durch ein Kaleidoskop, haben verschwommene Flecken oder sehen Glitzer oder Linien. Visuelle Symptome können positiv oder negativ sein
- Vorübergehender Verlust des Sehvermögens. Das häufigste positive visuelle Phänomen ist das Szintillationskotom, ein Bogen oder Band

fehlender Sehkraft mit einem schimmernden oder glitzernden Zickzack-Rand

- Schwäche auf einer Körperseite.
- Sprachveränderungen.

Kopfschmerzsymptome:

- Nackenschmerzen, Steifheit.
- Depression, Schwindel und/oder Angstzustände.
- Empfindlichkeit gegenüber Licht, Geruch und Geräuschen.
- Verstopfte Nase.
- Schlaflosigkeit.
- Übelkeit und Erbrechen.

Postdrome-Symptome:

- Unfähigkeit, sich zu konzentrieren.
- Depressive Stimmung.
- Ermüdung.
- Fehlende Auffassungsgabe.
- Euphorische Stimmung.

Zu den körperlichen Befunden während eines Migränekopfschmerzes können folgende gehören:

- Empfindlichkeit der Schädel-/Halsmuskulatur
- Horner-Syndrom (d. h. relative Miosis mit 1–2 mm Ptosis auf der Seite des Kopfschmerzes)
- Bindehautinjektion
- Tachykardie oder Bradykardie
- Hypertonie oder Hypotonie
- Hemisensorische oder hemiparetische neurologische Defizite (z. B. komplizierte Migräne)
- Pupille vom Adie-Typ (d. h. schlechte Licht Reaktivität, nahezu dissoziiert vom Licht)

Sektion 4

Migräne-Auslöser

Migräneattacken können durch verschiedene Faktoren ausgelöst werden. Zu den häufigsten Auslösern gehören:

- **Emotionaler Stress:** Emotionaler Stress ist einer der häufigsten Auslöser von Migränekopfschmerzen. Bei Stressereignissen werden bestimmte Chemikalien im Gehirn freigesetzt, um die Situation zu bekämpfen (bekannt als „Flucht-oder-Kampf"-Reaktion). Die Freisetzung dieser Chemikalien kann Migräne auslösen. Andere Emotionen wie Angst, Sorge und Aufregung können die Muskelspannung erhöhen und die Blutgefäße erweitern. Das kann Ihre Migräne verschlimmern.

- **Eine Mahlzeit verpassen:** Auch die Verzögerung einer Mahlzeit kann Migräne auslösen.

- **Empfindlichkeit gegenüber bestimmten Chemikalien und Konservierungsstoffen in Lebensmitteln:** Bestimmte Lebensmittel und Getränke wie gereifter Käse, alkoholhaltige Getränke, Schokolade und Lebensmittelzusatzstoffe wie Nitrate (enthalten in Peperoni, Hot Dogs und Mittagsfleisch) sowie fermentierte oder eingelegte Lebensmittel können für die Auslösung von bis zu 30 % der Migräne verantwortlich sein.

- **Koffein:** Zu viel Koffein oder ein Koffeinentzug können Kopfschmerzen verursachen, wenn der Koffeinspiegel abrupt sinkt. Ihre Blutgefäße scheinen gegenüber Koffein empfindlich zu werden, und wenn Sie es nicht bekommen, kann es zu Kopfschmerzen kommen. Koffein wird manchmal von Gesundheitsdienstleistern zur Unterstützung bei der Behandlung akuter Migräneattacken empfohlen, sollte jedoch nicht häufig eingenommen werden.

- **Alkohol:** Auch Alkohol, insbesondere Wein, kann Migräne auslösen.

- **Schlafmuster verändern sich**: Schlafmangel oder mehr Schlaf können bei bestimmten Menschen Migräne verursachen.

- **Tägliche Einnahme schmerzlindernder Medikamente:** Wenn Sie zu oft Medikamente zur Linderung von Kopfschmerzen einnehmen, kann dies zu Rebound-Kopfschmerzen führen.

- **Bestimmte medizinische Bedingungen:** Migräne kann mit einigen Erkrankungen wie Schlafstörungen, Bluthochdruck und Angstzuständen verbunden sein.

- **Hormonelle Veränderungen bei Frauen:** Migräne tritt bei Frauen häufiger während der Menstruation auf. Der abrupte Östrogenabfall, der die Menstruation auslöst, kann auch Migräne auslösen. Hormonelle Veränderungen können auch durch Antibabypillen und Hormonersatztherapien hervorgerufen werden. Migräne ist im Allgemeinen zwischen der Pubertät und der Menopause schlimmer, da diese Östrogenschwankungen bei jungen Mädchen und Frauen nach der Menopause im Allgemeinen nicht auftreten. Wenn Ihre Hormone ein starker Faktor für Ihre Migräne sind, haben Sie nach den Wechseljahren möglicherweise weniger Kopfschmerzen. Hormonelle Veränderungen scheinen bei Männern keine Migräne auszulösen.

- **Licht:** Blinkende Lichter, Leuchtstofflampen, Licht vom Fernseher oder Computer und Sonnenlicht können Sie auslösen.

Weitere mögliche Auslöser sind:

- Wechselnde Wetterbedingungen wie Sturmfronten, Luftdruckänderungen, starke Winde oder Höhenänderungen.
- Übermüdet sein. Überanstrengung.
- Diät machen oder nicht genug Wasser trinken.
- Laute Geräusche.
- Kontakt mit Rauch, Parfüm oder anderen Gerüchen.
- Bestimmte Medikamente führen zu einer Schwellung der Blutgefäße.
- Als Auslöser können Pollen, Staub und andere Allergene fungieren.

Abschnitt 5

Ursachen von Migräne

Während die genaue Ätiologie der Migräne unbekannt ist, scheinen genetische und umweltbedingte Faktoren eine Rolle zu spielen.

Genetische Veranlagung

Die Familienanamnese kann eine wichtige Rolle spielen, da Personen mit einer familiären Vorgeschichte von Migräne häufiger davon betroffen sind.

Neurologische Faktoren

1. Abnormale Gehirnaktivität: Migräne kann durch Veränderungen der Gehirnaktivität verursacht werden, die den Blutfluss und die Nervensignale beeinträchtigen.

2. Ungleichgewicht der Gehirnchemikalien: Serotonin, ein Neurotransmitter, scheint an der Entstehung von Migräne beteiligt zu sein. Änderungen seiner Werte können einen Angriff auslösen.

3. Der Trigeminusnerv, der sensorische Signale aus dem Gesicht übermittelt und die Funktion

des Kiefers unterstützt, wird mit Migräne in Verbindung gebracht.

4. Auch andere Neurotransmitter wie Calcitonin-Gen-verwandte Peptide spielen bei Migräne eine Rolle (CGRP).

Hormonelle Veränderungen

1. Hormonelle Schwankungen: Migräne tritt häufiger bei Frauen auf und hängt oft mit hormonellen Veränderungen während des Menstruationszyklus, der Schwangerschaft oder der Menopause zusammen.

2. Hormontherapie und Empfängnisverhütung: Einige hormonbasierte Medikamente können bei anfälligen Personen Migräne auslösen.

Umweltauslöser

1. Bestimmte Lebensmittel und Getränke: Häufige ernährungsbedingte Auslöser sind Alkohol (insbesondere Rotwein), Koffein, gereifter Käse, verarbeitete Lebensmittel und künstliche Süßstoffe.

2. Mahlzeiten auslassen: Ein niedriger Blutzuckerspiegel aufgrund verpasster Mahlzeiten kann Migräne auslösen.

3. Dehydrierung: Eine unzureichende Flüssigkeitsaufnahme kann zu Migräne führen.

4. Starke Gerüche und Chemikalien: Parfüme,
   stark riechende Reinigungsmittel und der
   Kontakt mit bestimmten Chemikalien können
   Auslöser sein.

5. Wetteränderungen: Plötzliche
   Wetteränderungen, hohe Luftfeuchtigkeit oder
   Änderungen des Luftdrucks können Migräne
   auslösen.

Sinnesreize

1. Helles Licht und Blendung: Helles Licht,
   flackernde Bildschirme oder direkte
   Sonneneinstrahlung können Migräne auslösen.

2. Laute Geräusche: Lärm von Musik,
   Bauarbeiten oder anderen Quellen kann ein
   Auslöser sein.

Physische Faktoren

1. Schlafmangel oder unregelmäßige
   Schlafmuster können das Migränerisiko
   erhöhen.

2. Überanstrengung oder körperliche Belastung,
   einschließlich intensiver sportlicher
   Betätigung, können einen Anfall auslösen.

3. Körperlicher oder emotionaler Stress kann ein
   wesentlicher Faktor bei der Entstehung einer
   Migräne sein.

Abschnitt 6

Risikofaktoren für Migräne

Migräne kann Menschen jeden Alters, Geschlechts und jeder Herkunft betreffen. Zwar kann jeder an einer Migräne leiden, bestimmte Risikofaktoren und prädisponierende Erkrankungen können jedoch dazu führen, dass manche Menschen anfälliger für die Entwicklung einer Migräne werden. Hier sind einige häufige Risikofaktoren im Zusammenhang mit Migräne:

- **Familiengeschichte:** Eine familiäre Vorgeschichte von Migräne kann das Risiko, an Migräne zu erkranken, erheblich erhöhen. Genetische Faktoren können bei der Anfälligkeit für Migräne eine Rolle spielen.

- **Geschlecht:** Migräne kommt bei Frauen häufiger vor als bei Männern. Dieser Geschlechtsunterschied kann mit hormonellen Schwankungen zusammenhängen, da Migräne häufig mit dem Menstruationszyklus verbunden ist.

- **Hormonelle Veränderungen:** Hormonelle Schwankungen können bei manchen Menschen Migräne auslösen. Bei Frauen gehören dazu Menstruation, Schwangerschaft, Wechseljahre sowie die Einnahme oraler Kontrazeptiva oder Hormonersatztherapien.

- **Alter:** Migräne kann in jedem Alter auftreten, entwickelt sich jedoch häufig im Jugend- oder frühen Erwachsenenalter. Manche Menschen erleben ihre erste Migräne später im Leben.

- **Andere medizinische Bedingungen:** Bestimmte Erkrankungen und Begleiterkrankungen können das Migränerisiko erhöhen, darunter:
    - Angstzustände und Depression
    - Schlafstörungen wie Schlaflosigkeit oder Schlafapnoe
    - Bluthochdruck
    - Schlaganfall oder Herz-Kreislauf-Erkrankungen
    - Epilepsie

- **Übermäßiger Gebrauch von Medikamenten:** Der übermäßige Gebrauch von Schmerzmitteln, einschließlich solcher zur

Behandlung von Migräne, kann zu Kopfschmerzen bei übermäßigem Gebrauch von Medikamenten führen und die Häufigkeit und Schwere von Migräne erhöhen.

- **Fettleibigkeit:** Studien haben einen möglichen Zusammenhang zwischen Fettleibigkeit und einem erhöhten Migränerisiko gezeigt. Gewichtskontrolle durch einen gesunden Lebensstil kann dazu beitragen, die Migränehäufigkeit zu reduzieren.

- **Rauchen und Alkohol:** Sowohl Rauchen als auch übermäßiger Alkoholkonsum sind mit einem erhöhten Migränerisiko verbunden. Diese Lebensstilfaktoren können Migräneattacken auslösen oder verschlimmern.

- **Ernährungsfaktoren:** Bestimmte Lebensmittel und Lebensmittelzusatzstoffe sind bei manchen Menschen bekannte Auslöser von Migräne. Häufige ernährungsbedingte Auslöser sind Alkohol, Koffein, gereifter Käse, verarbeitete Lebensmittel und künstliche Süßstoffe.

- **Umweltfaktoren:** Empfindlichkeit gegenüber Umweltfaktoren wie starken Gerüchen, hellem Licht und lauten Geräuschen kann zur Migräne beitragen.

- **Stress:** Hoher Stress und emotionale Anspannung sind häufige Auslöser einer Migräne. Stressbewältigungstechniken können helfen, das Risiko zu verringern.

- **Körperliche Anstrengung:** Anstrengende körperliche Aktivität, insbesondere wenn man nicht daran gewöhnt ist, kann bei manchen Menschen eine belastungsbedingte Migräne auslösen.

Es ist wichtig zu beachten, dass diese Risikofaktoren zwar die Wahrscheinlichkeit erhöhen können, an Migräne zu erkranken, viele Menschen mit Migräne jedoch keine spezifischen Risikofaktoren haben. Migräne ist eine komplexe neurologische Erkrankung mit verschiedenen Faktoren, deren Auslöser und Muster von Person zu Person sehr unterschiedlich sein können.

Abschnitt 7

Komplikationen im Zusammenhang mit Migräne

Migräne ist mehr als nur starke Kopfschmerzen; Sie können von verschiedenen Komplikationen und damit verbundenen Symptomen begleitet sein, die das Leben einer Person erheblich beeinträchtigen. Hier sind einige der Komplikationen und damit verbundenen Probleme, die bei Migräne auftreten können:

- **Chronische Migräne:** Manche Menschen leiden unter chronischen Migräne, die durch Kopfschmerzen an 15 oder mehr Tagen im Monat über einen Zeitraum von mindestens drei Monaten gekennzeichnet ist. Dieser Zustand kann zu einer verminderten Lebensqualität und einer erhöhten Behinderung führen.

- **Kopfschmerz durch Medikamentenübergebrauch (MOH):** Der übermäßige Gebrauch von Schmerzmitteln gegen Migräne kann paradoxerweise zu häufigeren oder stärkeren Kopfschmerzen führen. Dieser Zustand ist als MOH oder Rebound-Kopfschmerz bekannt.

- **Schlaganfall:** Patienten mit Migräne haben ein geringes Risiko, einen Schlaganfall zu entwickeln

- **Epilepsie:** Eine Migräne-Episode kann selten zu einem Anfall führen

- Einige Migräne-Episoden sprechen nicht auf die Behandlung an und können sehr lange ohne Linderung anhalten.

- **Status Migräne:** Ein Status migrainosus ist eine seltene und schwere Form der Migräne, die länger als 72 Stunden anhält und nicht gut auf die Behandlung anspricht. Dies kann zu Dehydrierung, starken Schmerzen und Krankenhausaufenthalten führen.

- **Sekundäre Komplikationen:** Migräneattacken können zu sekundären Komplikationen führen, darunter Dehydrierung durch Erbrechen, Müdigkeit und Reizbarkeit aufgrund gestörter Schlafmuster sowie Konzentrations- und Konzentrationsschwierigkeiten.

- **Sicherheits-Bedenken:** Sehstörungen oder kognitive Beeinträchtigungen während Migräneanfällen können ein Sicherheitsrisiko darstellen, insbesondere wenn eine Person Auto fährt oder schwere Maschinen bedient.

- **Erhöhtes Risiko für andere Gesundheitsprobleme:** Untersuchungen deuten darauf hin, dass Personen mit Migräne möglicherweise ein höheres Risiko für die Entwicklung anderer Gesundheitsprobleme haben, beispielsweise Herz-Kreislauf-Erkrankungen oder psychische Erkrankungen.

Sektion 8

Diagnose für Migräne

Die Diagnose einer Migräne erfordert eine gründliche Untersuchung durch einen Arzt, um andere mögliche Ursachen für Kopfschmerzen auszuschließen und festzustellen, ob die Symptome den Kriterien für Migräne entsprechen. Daher ist Migräne eine klinische Diagnose, die ein Arzt anhand Ihrer Symptome stellt. Bei Patienten, die nicht auf die Behandlung ansprechen, kann jedoch eine Bildgebung durchgeführt werden, um nach anderen Ursachen für Kopfschmerzen zu suchen.

- **Krankengeschichte:** Der Gesundheitsdienstleister wird zunächst eine detaillierte Anamnese erheben, einschließlich der persönlichen und familiären Krankengeschichte des Patienten, da Migräne eine genetische Komponente haben kann.

- **Symptombeschreibung:** Der Patient wird gebeten, seine Kopfschmerzsymptome detailliert zu beschreiben, einschließlich Häufigkeit, Dauer, Ort, Art des Schmerzes und aller damit verbundenen Symptome wie Aura, Übelkeit, Erbrechen oder Licht- und Geräuschempfindlichkeit. Um eine Migräne zu diagnostizieren, wird Ihr Arzt eine gründliche Anamnese erheben, nicht nur Ihre Kopfschmerzgeschichte, sondern auch die Ihrer

Familie. Außerdem möchten sie eine Anamnese Ihrer migränebedingten Symptome erstellen und werden Sie wahrscheinlich dazu auffordern:

- Beschreiben Sie Ihre Kopfschmerzsymptome. Wie schwerwiegend sind sie?
- Denken Sie daran, wenn Sie sie erhalten. Zum Beispiel während deiner Periode?
- Beschreiben Sie die Art und den Ort Ihrer Schmerzen. Hämmert der Schmerz? Pulsieren? Pochend?
- Denken Sie daran, ob Ihre Kopfschmerzen durch irgendetwas besser oder schlimmer werden.
- Sagen Sie, wie oft Sie unter Migräne leiden.
- Sprechen Sie über die Aktivitäten, Lebensmittel, Stressfaktoren oder Situationen, die möglicherweise die Migräne verursacht haben.
- Besprechen Sie, welche Medikamente Sie zur Schmerzlinderung einnehmen und wie oft Sie diese einnehmen.
- Erzählen Sie, wie Sie sich vor, während und nach den Kopfschmerzen gefühlt haben.
- Denken Sie daran, wenn jemand in Ihrer Familie unter Migräne leidet.

■ **Körperliche Untersuchung:** Es wird eine körperliche Untersuchung durchgeführt, um neurologische Anomalien festzustellen und andere zugrunde liegende Gesundheitszustände auszuschließen.

- **Differenzialdiagnose:** Der Arzt wird andere mögliche Ursachen für Kopfschmerzen in Betracht ziehen und diese ausschließen. Dies kann Tests umfassen, um Erkrankungen wie Spannungskopfschmerzen, Cluster-Kopfschmerzen oder andere neurologische Störungen auszuschließen.

- **Bluttests:** Es können Blutuntersuchungen durchgeführt werden, um mögliche Grunderkrankungen festzustellen oder andere medizinische Probleme auszuschließen.

- **Magnetresonanztomographie (MRT):** Die MRT-Untersuchung erstellt mithilfe eines starken Magnetfelds und Radiowellen umfassende Bilder des Gehirns und seiner Arterien.

- **CT-Scan (Computertomographie):** Der CT-Scan erstellt mithilfe einer Reihe von Röntgenstrahlen umfassende Querschnittsbilder des Gehirns.

- **Beratung durch einen Migränespezialisten:** In Fällen, in denen die Diagnose schwierig ist oder eine spezielle Behandlung erforderlich ist, kann eine Konsultation mit einem Kopfschmerzspezialisten oder Neurologen empfohlen werden, der auf die Behandlung von Migräne spezialisiert ist.

Migräne-Tagebuch

- Das Führen eines Migräne-Tagebuchs ist nicht nur für Sie von Vorteil, sondern hilft Ihrem Arzt auch bei der Diagnose. Ihr Tagebuch sollte vor, während und nach einem Migräneanfall möglichst detailliert und aktualisiert sein. Denken Sie darüber nach, Folgendes im Auge zu behalten:

- Datum und Uhrzeit des Beginns der Migräne – insbesondere des Beginns des Prodroms, wenn Sie erkennen können, dass es passiert. Verfolgen Sie die verstreichende Zeit. Wann begann die Aura-Phase? Die Kopfschmerzen? Das Postdrom? Geben Sie Ihr Bestes, um zu sagen, in welcher Phase Sie sich befinden und wie lange diese anhält. Wenn es ein Muster gibt, kann Ihnen das helfen, vorauszusehen, was in der Zukunft passieren wird.

- Was sind deine Symptome? Sei genau.

- Beachten Sie, wie viele Stunden Sie in der Nacht davor geschlafen haben und wie hoch Ihr Stresslevel ist. Was verursacht Ihren Stress?

- Beachten Sie das Wetter.

- Protokollieren Sie Ihre Nahrungs- und Wasseraufnahme. Haben Sie etwas gegessen, das die Migräne ausgelöst hat? Haben Sie eine Mahlzeit verpasst?

- Beschreiben Sie die Art des Schmerzes und bewerten Sie ihn auf einer Skala von eins bis 10, wobei 10 der schlimmste Schmerz ist, den Sie jemals erlebt haben.

- Wo sitzt der Schmerz? Eine Seite deines Kopfes? Dein Kiefer? Deine Augen?

- Listen Sie alle Medikamente auf, die Sie eingenommen haben. Dazu gehören alle täglichen Rezepte, alle Nahrungsergänzungsmittel und alle Schmerzmittel, die Sie eingenommen haben.

- Wie haben Sie versucht, Ihre Migräne zu behandeln, und hat es geholfen? Welche Medikamente haben Sie in welcher Dosierung zu welchem Zeitpunkt eingenommen?

- Berücksichtigen Sie andere Auslöser. Vielleicht hast du im Sonnenlicht Basketball gespielt? Vielleicht haben Sie einen Film mit blinkenden Lichtern gesehen? Wenn Sie eine Frau sind, haben Sie dann Ihre Periode?

Es gibt einige Smartphone-Apps, mit denen Sie ein Migräne-Tagebuch führen können, wenn Sie nicht auf Stift und Papier zurückgreifen möchten.

Abschnitt 9

Behandlung von Migräne

Ziel der Migränebehandlung ist es, die Symptome zu lindern und zukünftige Anfälle zu verhindern. Es gibt zwei Arten von Migränemedikamenten:

- **Analgetika (Schmerzmittel):** Diese Medikamente, oft Teil einer akuten oder abortiven Behandlung, werden bei Migräneattacken verabreicht und sollen die Symptome lindern.

- **Medikamente zur Vorbeugung:** Um die Schwere oder Häufigkeit der Migräne zu minimieren, werden diese Medikamente regelmäßig, oft täglich, eingenommen.

Die Häufigkeit und Schwere der Kopfschmerzen sowie die Frage, ob sie mit Übelkeit und Erbrechen einhergehen, der Grad der Behinderung, den sie verursachen, und alle anderen aufgetretenen medizinischen Probleme sind Faktoren, die die Behandlungsmöglichkeiten beeinflussen.

Medikamente zur Migräne Linderung

Bei manchen Menschen mit leichter bis mittelschwerer Migräne sind rezeptfreie

Medikamente wirksam. Die Hauptbestandteile schmerzlindernder Medikamente sind Ibuprofen, Aspirin, Paracetamol, Naproxen und Koffein.

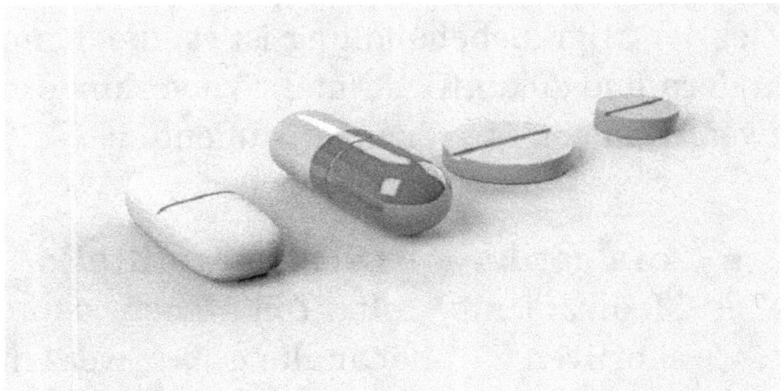

Drei rezeptfreie Produkte, die von der Food and Drug Administration gegen Migränekopfschmerzen zugelassen sind, sind:

- Excedrin® Migräne.

- Advil® Migräne.

- Motrin® Migräneschmerzen.

Seien Sie vorsichtig, wenn Sie rezeptfreie schmerzlindernde Medikamente einnehmen. Manchmal kann ein übermäßiger Gebrauch zu Schmerzmittel-Rebound-Kopfschmerzen oder einem Abhängigkeitsproblem führen. Wenn Sie mehr als zwei- bis dreimal pro Woche rezeptfreie Schmerzmittel einnehmen, teilen Sie dies Ihrem Arzt mit. Sie schlagen möglicherweise verschreibungspflichtige Medikamente vor, die möglicherweise wirksamer sind.

Zu den verschreibungspflichtigen Medikamenten gegen Migräne gehören:

Medikamentenklasse der Triptane (dies sind Abortiva):

- Sumatriptan.
- Zolmitriptan.
- Naratriptan.

Kalziumkanalblocker:

- Verapamil.

Calcitonin-Gen-bezogene (CGRP) monoklonale Antikörper:

- Erenumab.
- Fremanezumab.
- Galcanezumab.
- Eptinezumab.

Betablocker:

- Atenolol.
- Propranolol.
- Nadolol.

Antidepressiva:

- Amitriptylin.

- Nortriptylin.
- Doxepin.
- Venlafaxin.
- Duloxetin.

Medikamente gegen Krampfanfälle:
- Valproinsäure.
- Topiramat.

Andere:
- Steroide.
- Phenothiazine.
- Kortikosteroide.

Ihr Arzt empfiehlt Ihnen möglicherweise Vitamine, Mineralien oder Kräuter, darunter:
- Riboflavin (Vitamin B2).
- Magnesium.
- Mutterkraut.
- Pestwurz.
- Coenzym Q10.

Medikamente zur Linderung von Migräneschmerzen gibt es in verschiedenen Formulierungen, darunter Pillen, Tabletten, Injektionen, Zäpfchen und Nasensprays. Sie und Ihr Arzt werden die spezifischen Medikamente, Medikamentenkombinationen und Formulierungen besprechen, um Ihren individuellen Kopfschmerzen am besten gerecht zu werden.Bei Bedarf werden auch Medikamente zur Linderung der Übelkeit verschrieben.

Alle Medikamente sollten unter der Leitung eines Kopfschmerzspezialisten oder eines mit Migränetherapie vertrauten Gesundheitsdienstleisters angewendet werden. Wie bei jedem Medikament ist es wichtig, die Anweisungen auf dem Etikett und den Rat Ihres Arztes sorgfältig zu befolgen.

Zu den alternativen Methoden zur Migränebehandlung, auch Hausmittel genannt, gehören:

- Ruhen Sie sich in einem dunklen, ruhigen und kühlen Raum aus.

- Tragen Sie eine kalte Kompresse oder einen Waschlappen auf Ihre Stirn oder Ihren Nacken auf. (Manche Leute bevorzugen Wärme.)

- Massieren Sie Ihre Kopfhaut.

- Yoga.

- Üben Sie in kreisenden Bewegungen Druck auf Ihre Schläfen aus.

- Halten sich selbst in einem ruhigen Zustand. Meditieren.

- Biofeedback.

Abschnitt 10
Vorbeugung von Migräne

- **Schlafen:** Gehen Sie jeden Tag, auch an Wochenenden und Feiertagen, zur gleichen Zeit ins Bett und stehen Sie auf.

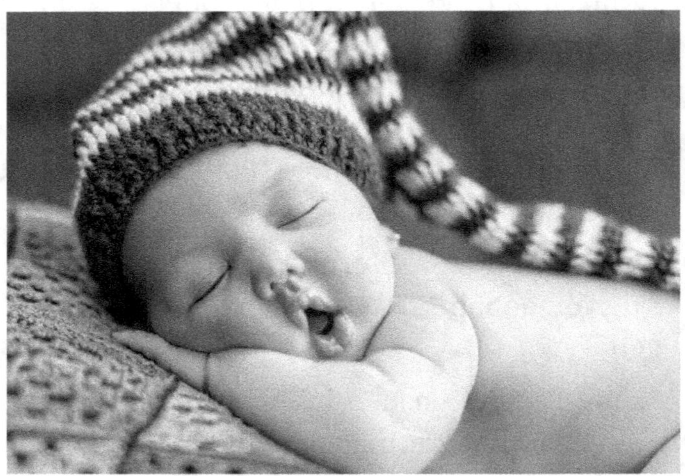

Kopfschmerzen können ausgelöst werden, wenn Sie zu ungewöhnlichen Zeiten einschlafen oder wenn Sie zu viel oder zu wenig Schlaf bekommen.Schlafen Sie sieben bis neun Stunden pro Nacht.

- **Treiben Sie regelmäßig Sport:** Sie könnten versucht sein, körperliche Aktivität zu vermeiden, weil Sie befürchten, eine Migräne auszulösen.

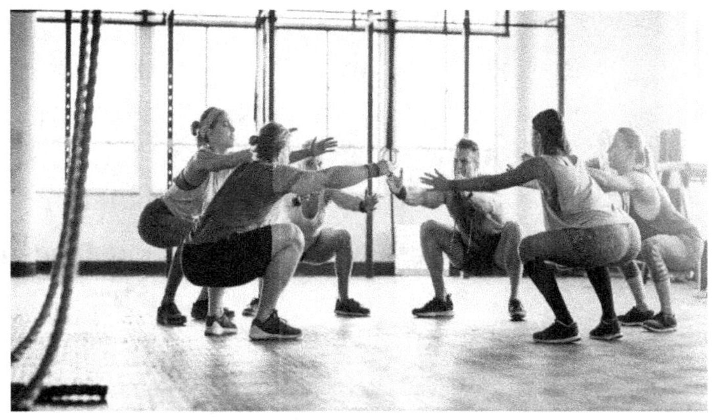

Bei manchen Menschen kann ein übermäßiges Training zu Kopfschmerzen führen, aber es gibt Hinweise darauf, dass regelmäßige, moderate Aerobic-Aktivitäten dazu beitragen können, dass Migräneepisoden kürzer, weniger schmerzhaft und seltener werden. Es hilft auch bei der Bewältigung von Stress, der ein Auslöser sein kann.

- **Essen Sie in regelmäßigen Abständen:** Eine Migräne kann durch einen Abfall des Blutzuckers ausgelöst werden, lassen Sie also keine Mahlzeiten aus. Trinken Sie viel Wasser, um eine Dehydrierung zu vermeiden, die ebenfalls einen Anfall auslösen kann.

- **Stress auf ein Minimum beschränken:** Stress ist eine typische Ursache für Angstzustände. Wenn Sie sich jeden Tag etwas

Zeit zum Entspannen gönnen, kann dies helfen, Stress abzubauen und Ängste zu bewältigen.Lernen Sie Techniken zur Stresskontrolle wie Meditation, Yoga, Entspannungstraining oder achtsames Atmen.

- Reduzierung von Migräneauslösern (z. B. Schlafmangel, Müdigkeit, Stress, bestimmte Nahrungsmittel)

- Nichtpharmakologische Therapie (z. B. Biofeedback, kognitive Verhaltenstherapie)

- Integrative Medizin (z. B. Pestwurz, Riboflavin, Magnesium, Mutterkraut, Coenzym Q10)

- Führen Sie ein Migräne-Tagebuch. Machen Sie sich Notizen zu allen Nahrungsmitteln und anderen Auslösern, von denen Sie glauben, dass sie bei Ihnen zu einer Migräne geführt haben könnten. Stellen Sie Ihre Ernährung um und vermeiden Sie diese Auslöser so weit wie möglich.

- Holen Sie sich ein Rezept für monoklonale CGRP-Antikörper. Diese Injektion wurde speziell zur Behandlung von Migräne entwickelt.

- NehmenMedikamentegemäß den Anweisungen Ihres Arztes. Zu den vorbeugenden Medikamenten gehören Antidepressiva, Medikamente gegen Krampfanfälle,

Calcitonin-Gen-verwandte Peptide, blutdrucksenkende Medikamente und Botox-Injektionen. Möglicherweise werden Ihnen Timolol, Amitriptylin, Topiramat und Divalproex-Natrium verschrieben. Beachten Sie, dass einige der Medikamente, die Ihnen bei der Behandlung einer Migräne helfen können, auch dazu beitragen können, einer Migräne vorzubeugen.

- Sprechen Sie mit Ihrem Arzt über eine Hormontherapie, wenn Sie vermuten, dass Ihre Migräne mit Ihrem Menstruationszyklus zusammenhängt.
- Erwägen Sie den Versuch mit einem transkutanen supraorbitalen Nervenstimulationsgerät. Dieses batteriebetriebene Elektrostimulatorgerät ist von der Food and Drug Administration zur Vorbeugung von Migräne zugelassen. Das Gerät gibt, wie ein Stirnband oder am Arm getragen, elektrische Ladungen ab. Die Ladung stimuliert den Nerv, der einen Teil des bei Migränekopfschmerzen auftretenden Schmerzes überträgt. (Das Gerät wird möglicherweise nicht von Ihrer Krankenversicherung abgedeckt.)
- Lassen Sie sich von einem Therapeuten beraten, um Ihren Stress zu kontrollieren. Bitten Sie Ihren Arzt um eine Überweisung.

www.ingramcontent.com/pod-product-compliance
Lightning Source LLC
Chambersburg PA
CBHW071009260726
48661CB00007B/2868